IUI: Intrauterin Besamung

Alles was du wissen musst

Dr. Sheila Harrison

Haftungsausschluss

Dieser Inhalt ersetzt nicht die Konsultation eines professionellen Arztes, sondern soll Ihnen ein fundiertes Wissen über die Krankheit vermitteln und Sie in die Lage versetzen, bei Bedarf so früh wie möglich medizinische Hilfe in Anspruch zu nehmen, um Komplikationen zu vermeiden. Es sollte auch beachtet werden, dass sich der Bereich der medizinischen Wissenschaft ständig verändert. Aufgrund der sich ständig weiterentwickelnden und sich verändernden Natur des medizinischen Wissens empfehlen wir Ihnen, fachkundigen Rat einzuholen, wenn Sie Unstimmigkeiten feststellen oder sich entscheiden, als Reaktion auf die Informationen Maßnahmen zu ergreifen . Lehnen Sie niemals den medizinischen Rat von Fachleuten ab oder schieben Sie die Behandlung nicht auf, weil Sie etwas online gelesen, durch dieses Material oder eine andere Online-Ressource erworben haben.

Und denken Sie daran, dass das Internet Sie nicht heilen wird, sondern Gott durch Ärzte.

Inhaltsverzeichnis

Inhaltsverzeichnis 2

Einführung 4

Abschnitt 1 5

Was ist IUI? 5

Wie und warum entstand die IUI als Option zur Fruchtbarkeitsbehandlung? 7

Ideale Kandidaten für IUI 9

Der IUI-Prozess von Anfang bis Ende 10

Sektion 2 12

Der Vorbereitungsprozess vor der IUI-Behandlung 12

Änderungen des Lebensstils, die den Erfolg der IUI verbessern können 13

Klinische Untersuchung/Test vor der IUI-Behandlung 15

Über Schmerzen 16

IUI-Kosten 16

Sektion 3 17

Medikamente, die bei IUI verwendet werden 17

Sektion 4 20

Verfahrens Details 20

Die detaillierten Schritte der IUI-Behandlung 20

Abschnitt 5 25

Vor- und Nachteile von IUI im Vergleich zu anderen Fruchtbarkeitsbehandlungen 25

Vorteile von IUI 26

Nachteile von IUI 26

Abschnitt 6 27

So erhöhen Sie die Erfolgsquote einer
IUI-Behandlung 27

Faktoren, die die Dauer der Behandlung
beeinflussen können 28

So minimieren Sie die Risiken während des
Eingriffs 29

Was tun, wenn die IUI nicht erfolgreich ist? 30

Die Risikofaktoren einer IUI nach der
Behandlung 31

Welche häufigen Nebenwirkungen treten bei IUI
auf? 32

Abschnitt 7 33

Erholung und Ausblick 33

Wie effektiv ist IUI bei der Schwangerschaft?
33

Wie lange dauert es nach der IUI, bis man
weiß, dass man schwanger ist? 33

Wie viele IUI-Zyklen versuchen Sie vor der
IVF? 34

Sex nach IUI 34

Wann Sie den Arzt rufen sollten 35

FAQ zu IUI (intrauterine Insemination) 36

Einführung

IUI (intrauterine Insemination) ist eine Fruchtbarkeits-Methode behandelt: Das gibt Paaren Hoffnung, die Schwierigkeiten haben, schwanger zu werden. Dabei werden vorbereitete Spermien während ihrer fruchtbaren Zeit direkt in die Gebärmutter einer Frau eingebracht. Dies erhöht die Wahrscheinlichkeit einer erfolgreichen Befruchtung undSchwangerschaft. Dieser Artikel bietet einen detaillierten Einblick in die intrauterine Insemination (IUI) und geht im Detail darauf ein.

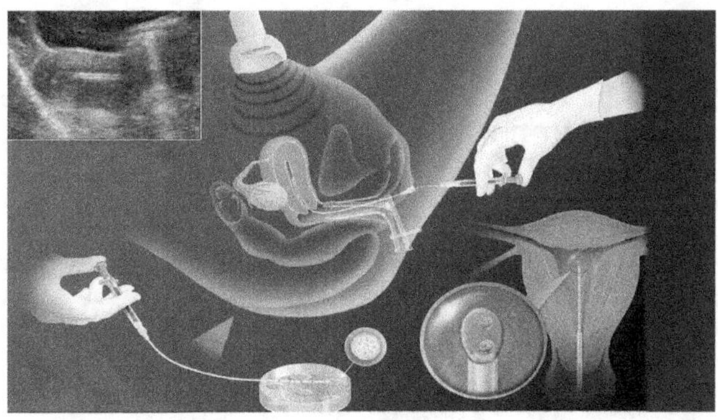

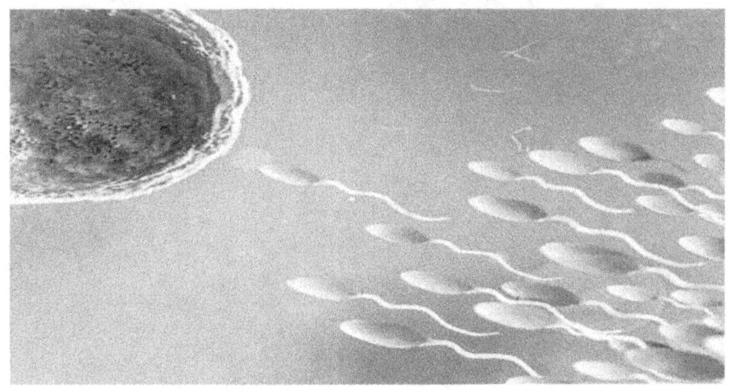

Abschnitt 1

Was ist IUI?

Intrauterine Insemination (IUI), eine Art künstliche Befruchtung zur Fruchtbarkeitsbehandlung, bei der Spermien direkt in die Gebärmutter einer Person eingebracht werden.Bei diesem Verfahren führen die Ärzte konzentrierte und bewegliche Spermien in die Gebärmutter der Frau ein, um die Befruchtung zu erleichtern. Das Ziel der intrauterinen Insemination (IUI) besteht darin, die Anzahl der Spermien zu erhöhen, die die Eileiter erreichen. die Wahrscheinlichkeit erhöht, dass Spermien auf die Eizelle treffen und eine Schwangerschaft eintreten.

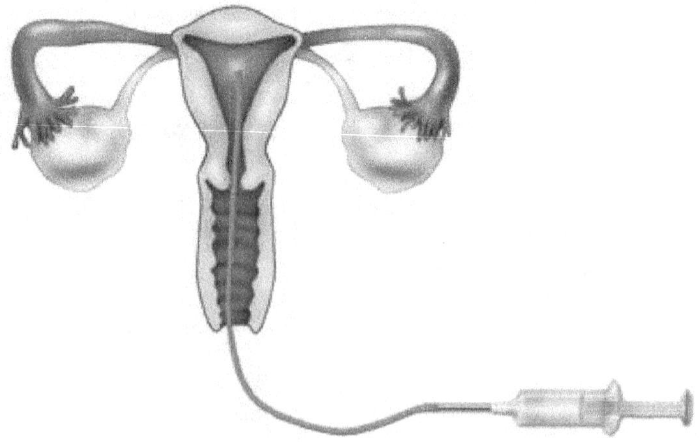

Während einer natürlichen Empfängnis, müssen Spermien von Ihrer Vagina durch Ihren Gebärmutterhals in Ihre Gebärmutter und zu Ihren Eileitern gelangen. Nur 5 % der Spermien können von Ihrer Vagina in Ihre Gebärmutter gelangen. Sobald Ihr Eierstock eine Eizelle freisetzt, wandert diese in Ihren Eileiter. Hier treffen Spermium und Eizelle aufeinander und es kommt zur Befruchtung. Bei der IUI werden die Spermien gesammelt, gewaschen und konzentriert, so dass nur Spermien von hoher Qualität übrig bleiben. Dieses Sperma wird mit einem Katheter (dünner Schlauch) direkt in Ihre Gebärmutter eingeführt und so näher an Ihre Eileiter gebracht. IUI erleichtert es den Spermien, eine Eizelle zu erreichen, da sie die Zeit und die Entfernung, die sie zurücklegen müssen, verkürzt. Dies erhöht Ihre Chance, schwanger zu werden.

Gesundheitsdienstleister versuchen oft eine IUI vor anderen, invasiven und teureren Fruchtbarkeitsbehandlungen. IUIs können mit dem Sperma Ihres Partners oder mit Spendersamen durchgeführt werden. Eine Person kann Fruchtbarkeitsmedikamente einnehmen, um sicherzustellen, dass während des Eisprungs Eizellen freigesetzt werden.

Wie und warum entstand die IUI als Option zur Fruchtbarkeitsbehandlung?

Das Konzept der künstlichen Befruchtung reicht bis in die Antike zurück. Zu Beginn des 20. Jahrhunderts wurden erhebliche Fortschritte bei der Entwicklung der IUI als Option zur Fruchtbarkeitsbehandlung erzielt. In den 1940er Jahren führten Pioniere wie Dr. Gregory Pincus und Dr. John Rock bahnbrechende Forschungen zur Reproduktionsbiologie und hormonellen Behandlungen durch und ebneten damit den Weg für moderne Fruchtbarkeitsbehandlungen wie die IUI.

Menschen entscheiden sich aus vielen Gründen für IUI, Unfruchtbarkeit Probleme oder als Fortpflanzungs Möglichkeit für gleichgeschlechtliche Paare oder Frauen, die ohne Partner ein Kind mit einem Samenspender bekommen möchten.

Eine intrauterine Insemination (IUI) kann angewendet werden, wenn folgende Bedingungen vorliegen:

- **Zervixschleim Probleme oder andere Probleme mit Ihrem Gebärmutterhals:** Ihr Gebärmutterhals trennt Ihre Vagina und Ihre Gebärmutter voneinander. Der von Ihrem Gebärmutterhals produzierte Schleim hilft den Spermien, von Ihrer Vagina durch Ihre

Gebärmutter zu Ihren Eileitern zu gelangen. Dicker Schleim kann das Schwimmen der Spermien erschweren. Bei der IUI umgeht das Sperma Ihren Gebärmutterhals und gelangt direkt in Ihre Gebärmutter.

- **Geringe Spermienzahl oder andere Spermien Beeinträchtigungen:** Samenanalyse ist Teil der Unfruchtbarkeitsbehandlung. Es kann darauf hinweisen, dass die Spermien Ihres Partners klein, schwach, langsam oder seltsam geformt sind oder dass Ihr Partner nicht viele Spermien hat. IUI kann bei diesen Problemen Abhilfe schaffen, da nur hochwertige Spermien ausgewählt und für Ihre Behandlung verwendet werden.

- **Sie verwenden Spendersamen:** IUI wird verwendet, wenn Menschen Sperma von einer Person verwenden, die nicht der Partner des leiblichen Elternteils ist. Dies wird als Spender Befruchtung (DI) bezeichnet. Eine DI wird durchgeführt, wenn ein Partner keine Spermien hat oder die Spermienqualität so schlecht ist, dass die Spermien nicht verwendet werden können. Auch alleinstehende Frauen oder gleichgeschlechtliche Paare mit Kinderwunsch können auf Spendersamen zurückgreifen.

- **Ejakulations- oder Erektionsstörung:** IUI kann verwendet werden, wenn ein Partner keine

Erektion bekommen oder aufrechterhalten kann oder nicht dazu in der Lage ist ejakulieren.

- **Samenallergie:** In seltenen Fällen kommt es zu einer Allergie gegen das Sperma des Partners. Es kann zu Brennen, Schwellungen und Rötungen in der Vagina kommen. IUI kann wirksam sein, da die Proteine, die die Allergie auslösen, beim Waschen der Spermien entfernt werden.

- **Unerklärliche Unfruchtbarkeit:** Dies ist der Fall, wenn Gesundheitsdienstleister die Ursache für Unfruchtbarkeit nicht finden können.

Ideale Kandidaten für IUI

IUI ist eine geeignete Fruchtbarkeitsbehandlung für verschiedene Gruppen von Einzelpersonen und Paaren, die bei der natürlichen Empfängnis vor besonderen Herausforderungen stehen. Ideale Kandidaten für den Eingriff sind:

- Paare mit ungeklärter Unfruchtbarkeit: Wenn alle Standarduntersuchungen der Fruchtbarkeit keinen erkennbaren Grund für die Unfruchtbarkeit ergeben, kann die IUI eine praktikable Option sein.

- Leichte männliche Unfruchtbarkeit: Paare, die aufgrund einer geringen Spermienzahl, einer verminderten Beweglichkeit oder einer abnormalen Spermien Form unter männlicher Unfruchtbarkeit leiden, können von einer IUI profitieren.

- Zervikale Unfruchtbarkeit: Frauen mit Gebärmutterhals Problemen, die die Spermien Passage durch den Gebärmutterhals behindern, können mit IUI Erfolg haben.
- Ovulationsstörungen: Frauen, die einen unregelmäßigen oder ausbleibenden Eisprung haben, können von einer IUI in Kombination mit ovulations stimulierenden Medikamenten profitieren.
- Leichte Endometriose: IUI kann eine geeignete Erstbehandlung für Frauen mit leichter Endometriose sein.

Der IUI-Prozess von Anfang bis Ende

Der Zeitrahmen für das IUI-Verfahren beträgt vom Anfang bis zum Ende etwa vier Wochen (etwa 28 Tage). Es ist ungefähr so lang wie ein normales Menstruationszyklus.

- Bevor mit dem IUI-Prozess begonnen wird, werden Sie (und Ihr Partner) einer gründlichen Untersuchung unterzogen, die

Blutuntersuchungen, Samenanalysen, Ultraschall und andere Diagnosen umfassen kann.

- Manche Menschen erhalten fünf Tage lang orale Fruchtbarkeitsmedikamente oder bis zu zwei Wochen lang injizierbare Medikamente. Dies erhöht Ihre Chancen auf einen Eisprung und die Freisetzung mehrerer Eizellen. Nicht alle Menschen benötigen diese Medikamente.

- Die Befruchtung ist ein schneller Prozess. Das Einführen des Spermas dauert einige Minuten. Ihr Arzt wird Sie möglicherweise bitten, sich danach etwa 15 Minuten lang hinzulegen.

- Zwei Wochen nach der Befruchtung können Sie einen Schwangerschaftstest durchführen.

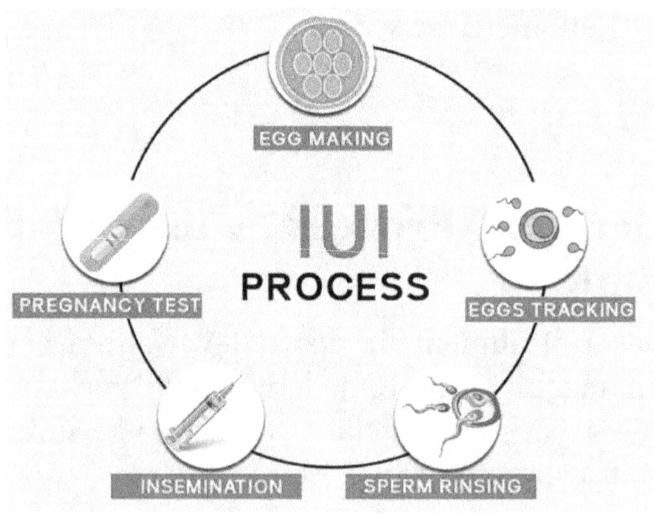

Sektion 2

Der Vorbereitungsprozess vor der IUI-Behandlung

Vor Beginn eines IUI-Zyklus sind bestimmte vorbereitende Schritte von entscheidender Bedeutung, um die Erfolgschancen zu optimieren. Zu diesen Vorbereitungen gehören:

- **Fruchtbarkeitsbewertung:** Beide Partner sollten sich einer gründlichen Fruchtbarkeitsuntersuchung unterziehen, um alle zugrunde liegenden Probleme zu identifizieren, die das IUI-Ergebnis beeinflussen könnten. Diese Beurteilung umfasst die Beurteilung der Eierstockreserve, der Durchgängigkeit der Eileiter und der Gebärmutter Gesundheit der Frau sowie die Durchführung einer Samenanalyse für den männlichen Partner.

- **Vorhersage des Eisprungs:** Eine genaue Vorhersage des Eisprungs ist für den Erfolg der IUI von entscheidender Bedeutung. Dies kann die Verfolgung des Menstruationszyklus der Frau mit verschiedenen Methoden beinhalten. Dazu gehören die Messung der Basaltemperatur, Kits zur Vorhersage des

Eisprungs oder die Überwachung hormoneller Veränderungen.

- **Sexuelle Abstinenz:** Es ist wichtig, dass der männliche Partner vor dem IUI-Eingriff zwei bis drei Tage lang auf die Ejakulation verzichtet und für die höchste Spermienkonzentration in der Samenprobe sorgt.

Änderungen des Lebensstils, die den Erfolg der IUI verbessern können

Lebensstilfaktoren spielen eine wichtige Rolle bei der Fruchtbarkeit und bestimmte Anpassungen können sich positiv auf den Erfolg einer IUI auswirken. Berücksichtigen Sie die folgenden Änderungen Ihres Lebensstils:

- **Achten Sie auf eine gesunde Ernährung:**Eine ausgewogene Ernährung mit viel Obst, Gemüse, Vollkornprodukten und magerem Eiweiß unterstützt die allgemeine Gesundheit und Fruchtbarkeit. Antioxidantien, reiche Lebensmittel wie Beeren und Nüsse können ebenfalls die reproduktive Gesundheit fördern.

- **Regelmäßig Sport treiben: moderate** und regelmäßige körperliche Aktivität kann die

Fruchtbarkeit steigern und Stress reduzieren. Vermeiden Sie jedoch übermäßiges Training, da es den IUI-Prozess negativ beeinflussen kann.

- **Stress bewältigen:**Der Angstzustand beeinflusst den Erfolg der intrauterinen Insemination. Entspannungstechniken wie Yoga, Meditation oder Beratung können bei der Stressbewältigung hilfreich sein.

- **Begrenzen Sie den Alkohol- und Koffeinkonsum:**Studien deuten auf einen Zusammenhang zwischen verminderter Fruchtbarkeit und übermäßigem Alkohol- und Koffeinkonsum hin. Die Begrenzung dieser Substanzen kann sich insgesamt positiv auf die reproduktive Gesundheit auswirken.

- **Mit dem Rauchen aufhören:**Rauchen hat schädliche Auswirkungen auf die Fruchtbarkeit. Mit dem Rauchen aufzuhören kann die Chancen auf eine erfolgreiche IUI verbessern.

- **Ein gesundes Gewicht beibehalten:**Sowohl Fettleibigkeit als auch Untergewicht können die Fruchtbarkeit beeinträchtigen. Das Erreichen und Halten eines gesunden Gewichts kann die Chancen auf eine Empfängnis optimieren.

Klinische Untersuchung/Test vor der IUI-Behandlung

Bevor Sie mit der IUI-Behandlung beginnen, benötigen Sie eine gründliche ärztliche Untersuchung und Fruchtbarkeitstests. Auch Ihr Partner wird untersucht und getestet. Dies könnte Folgendes umfassen:

- Eine Gebärmutteruntersuchung.
- Ultraschall Ihrer Gebärmutter.
- Eine Samenanalyse.
- Screening auf sexuell übertragbare Infektionen (STIs) und andere Infektionskrankheiten.
- Bluttests.

Ihr Arzt empfiehlt möglicherweise die Einnahme von Folsäure (in den meisten pränatalen Vitaminen enthalten) mindestens drei Monate vor der Empfängnis (oder IUI-Behandlung).

Was Sie nach einer IUI-Behandlung erwarten können

Es gibt einige leichte Symptome, die nach einer IUI auftreten können:

- Leichte Krämpfe.
- Spotting für ein oder zwei Tage.

Die meisten Menschen kehren sofort zu normalen Aktivitäten zurück. Sie sollten nach der IUI alles vermeiden, was Ihnen Unbehagen bereitet, in der Regel gibt es jedoch keine Einschränkungen. Etwa zwei Wochen nach der IUI kann ein Schwangerschaftstest durchgeführt werden.

Über Schmerzen

Anästhesie ist für IUI nicht erforderlich und der Eingriff sollte nicht schmerzhaft sein. Allerdings kann es während und direkt nach der Insemination zu leichten Krämpfen und Beschwerden kommen.

IUI-Kosten

Die Kosten für die IUI variieren je nach der von Ihnen genutzten Fruchtbarkeitsklinik, Ihrer Krankengeschichte, der Einnahme von Medikamenten und den diagnostischen Tests. Es ist kostengünstiger als andere Unfruchtbarkeit Behandlungen wie IVF. Ohne Versicherung können Sie mit Kosten zwischen 300 und 4.000 US-Dollar pro Zyklus rechnen. In einigen Bundesstaaten gibt es Gesetze, die Versicherungsunternehmen dazu verpflichten, einen Teil der Kosten für die Behandlung von Unfruchtbarkeit zu übernehmen.

Sektion 3

Medikamente, die bei IUI verwendet werden

IUI wird oft mit Fruchtbarkeits-Medikamenten kombiniert, die Ihre Eierstöcke dazu anregen, so viele Eizellen wie möglich zu produzieren und freizusetzen. Dies ist jedoch nicht immer erforderlich.

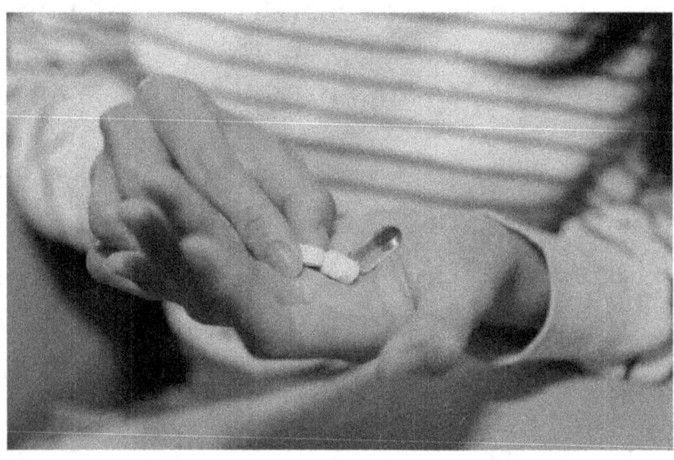

Arten von Medikamenten

Ärzte können verschiedene Arten von Medikamenten verschreiben, um den Eisprung auszulösen und die Frau auf die IUI vorzubereiten.

Einige gängige Medikamente sind:

- **Clomiphencitrat (Clomid® oder Serophene®):** Dieses orale Medikament stimuliert die Freisetzung von Hormonen, die für die Follikelentwicklung und den Eisprung notwendig sind.

- Letrozol (Femara®).

- **Gonadotropine:** Injizierbare Hormone wie das follikelstimulierende Hormon (FSH) und das luteinisierende Hormon (LH) können verwendet werden, um das Wachstum mehrerer Follikel zu stimulieren.

- **Humanes Choriongonadotropin (hCG):** Eine hCG-Injektion wird häufig verabreicht, wenn die Follikel reif sind, um den Eisprung auszulösen und den Eingriff vorzubereiten.

- Pränatale Vitamine (empfohlen für alle Schwangerschaften).

Ihr Arzt wird entscheiden, ob im Rahmen Ihrer IUI-Behandlung Fruchtbarkeitsmedikamente eingesetzt werden.

Verwaltung

Clomifencitrat wird typischerweise für eine bestimmte Anzahl von Tagen im Menstruationszyklus (in den meisten Fällen 5–9) oral eingenommen, während Gonadotropine über subkutane Injektionen verabreicht werden.

Mögliche Nebenwirkungen

- Clomifencitrat kann Hitzewallungen, Magen-Darm-Beschwerden, Brustbeschwerden, abnormale Vaginalblutungen und Kopfschmerzen verursachen.

- Gonadotropine können zu Nebenwirkungen wie lokalen Reaktionen an der Injektionsstelle, gastrointestinalen Symptomen wie Übelkeit, Bauchschmerzen, Blähungen usw. und Bauchkrämpfen führen und in seltenen Fällen auch OHSS verursachen.

Sektion 4

Verfahrens Details

Das IUI-Verfahren umfasst mehrere wichtige Schritte. Zunächst überwachen die Ärzte sorgfältig den Menstruationszyklus der Frau, um den optimalen Zeitpunkt für die Insemination zu ermitteln. Wenn benötigt, können Sie Fruchtbarkeitsmedikamente verschreiben, um die Eierstöcke zur Produktion mehrerer Eizellen anzuregen, was die Chancen einer erfolgreichen Empfängnis erhöht. Nachfolgend finden Sie die detaillierten Schritte.

Die detaillierten Schritte der IUI-Behandlung

Jeder Behandlungsplan und jeder Gesundheitsdienstleister kann einen etwas anderen Prozess haben. Die IUI-Behandlung umfasst typischerweise Folgendes:

Schritt 1: Ovulation

- Ihr Arzt muss genau wissen, wann Ihr Eisprung ist. Der Zeitpunkt des Eisprungs ist entscheidend, um sicherzustellen, dass die Spermien zum richtigen Zeitpunkt injiziert werden.

- Die Bestimmung des Zeitpunkts des Eisprungs kann mit einem Kit zur Vorhersage des Eisprungs zu Hause erfolgen, dass das luteinisierende Hormon (LH) erkennt. Ihr Arzt kann ICH auch in Blutuntersuchungen nachweisen. Sie können zur Suche auch einen transsvaginalen Ultraschall verwenden, Zeichen der reifen Eier. Manchmal wird Ihnen eine Injektion verabreicht, menschliches Choriongonadotropin (HCG) oder andere Fruchtbarkeitsmedikamente, die den Eisprung einer oder mehrerer Eizellen auslösen. Der Eisprung findet normalerweise etwa 10 bis 16 Tage nach dem ersten Tag Ihrer Periode statt.

- Die Insemination (Einführung des Spermas in Ihre Gebärmutter) erfolgt normalerweise innerhalb von 24 bis 36 Stunden nach dem Nachweis von LH (entweder in Ihrem Blut oder Urin) oder nach der HCG-Injektion.

Schritt 2: Vorbereitung der Samenprobe

- Ihr Partner stellt Ihnen am Tag des IUI-Eingriffs eine frische Spermaprobe zur Verfügung. In manchen Fällen kann Ihr Partner die Probe vorher zur Verfügung stellen und Ihr Arzt kann sie einfrieren, bis sie verwendet werden kann. Wenn Sie einen Samenspender verwenden, wird die Probe aufgetaut und vorbereitet.

- Das Sperma wird für die Befruchtung durch einen Prozess namens „Spermien Wäsche" vorbereitet, bei dem eine konzentrierte Menge gesunder Spermien herausgezogen wird. Wenn Sie Spendersamen verwenden, sendet die Samenbank normalerweise bereits gewaschenes Sperma.

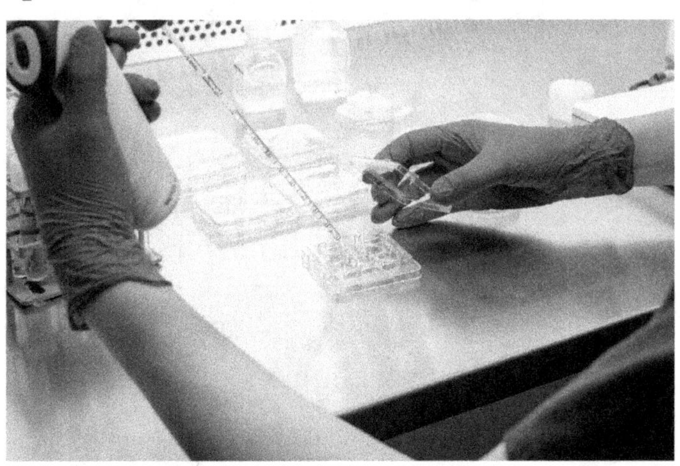

Schritt 3: Besamung

- Der Befruchtungsvorgang ist einfach und dauert nur wenige Minuten. Sie legen sich auf den Untersuchungstisch. Ihr Arzt wird ein Spekulum in Ihre Vagina einführen – ähnlich wie bei einem Pap-Test. Als nächstes wird ein Katheter durch Ihren Gebärmutterhals in Ihre Gebärmutter eingeführt. Schließlich injiziert Ihr Arzt die gewaschene Spermaprobe in Ihre Gebärmutter.

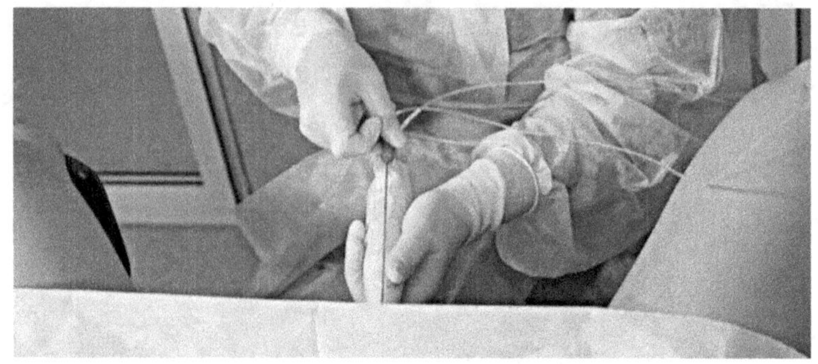

- Möglicherweise werden Sie gebeten, sich nach der Insemination 10 bis 30 Minuten lang hinzulegen. Eine Schwangerschaft findet statt, wenn Spermien eine Eizelle befruchten und sich die befruchtete Eizelle in der Gebärmutterschleimhaut einnistet.

- Möglicherweise erhalten Sie nach der IUI Progesteron. Progesteron trägt zur Erhaltung der Gebärmutterschleimhaut bei und kann die Chancen auf eine Einnistung verbessern.

- Du kannst eine nehmen Schwangerschaftstest etwa zwei Wochen nach der IUI.

Bitte konsultieren Sie Ihren Arzt, um den IUI-Prozess optimal zu verstehen und zu erfahren, was Sie erwartet.

Schritt 4: Überwachung

Während des gesamten Behandlungszyklus wird der Fortschritt der Frau durch transvaginale Ultraschalluntersuchungen und die Bestimmung des Hormonspiegels genau überwacht. Die Größe und Anzahl der reifen Follikel, die durch transsvaginalen Ultraschall bestimmt werden, helfen bei der Bestimmung des Zeitpunkts der Befruchtung.

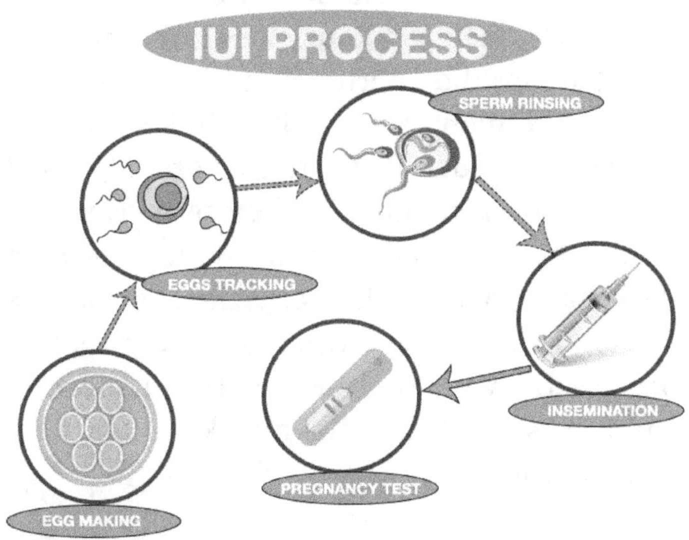

Abschnitt 5

Vor- und Nachteile von IUI im Vergleich zu anderen Fruchtbarkeitsbehandlungen

IUI verbessert die Chancen auf eine Schwangerschaft erheblich, indem potenzielle Hindernisse umgangen werden, auf die Spermien auf ihrem Weg zur Eizelle stoßen können. Durch die direkte Platzierung der Spermien in der Gebärmutter erhöht das Verfahren die Konzentration und Nähe der Spermien zur Eizelle und optimiert so die Chancen auf eine Befruchtung. Darüber hinaus stellt der Zeitpunkt des Verfahrens sicher, dass während des Eisprungs, wenn die Eizelle freigesetzt wird, Spermien in den Eileitern vorhanden sind, was die Wahrscheinlichkeit einer Empfängnis weiter erhöht.

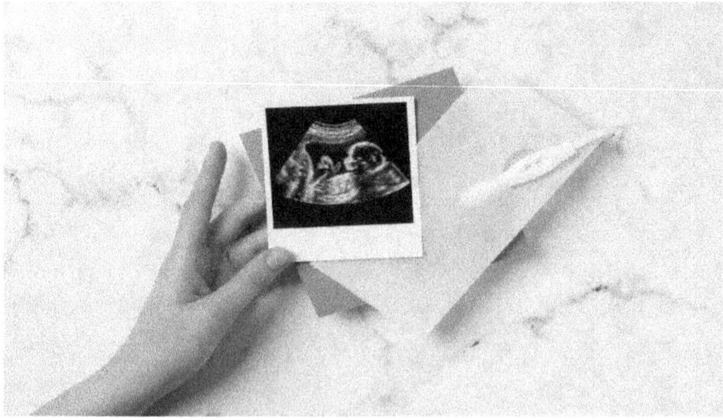

Vorteile von IUI

- **Weniger invasiv:** IUI ist ein minimalinvasives Verfahren, ohne Operation oder Anästhesie.

- **Kosteneffizient:** Im Vergleich zu komplexeren Fruchtbarkeitsbehandlungen wie IVF IUI ist es im Allgemeinen günstiger.

- **Weniger Nebenwirkungen:** IUI hat weniger Nebenwirkungen und eine kürzere Erholungszeit als IVF.

- **Natürlicher Empfängnis Prozess:** IUI basiert immer noch auf natürlichen Empfängnis Prozessen und ist daher ein weniger drastischer Eingriff.

- **Geeignet bei ungeklärter Unfruchtbarkeit:** IUI ist eine sinnvolle Option, wenn es keine Identifizierung einer spezifischen Ursache der Unfruchtbarkeit gibt.

Nachteile von IUI

- Niedrigere Erfolgsquoten:Im Vergleich zur IVF weist die IUI etwas geringere Erfolgsraten pro Zyklus auf.

- Begrenzte Wirksamkeit bei schwerer männlicher Unfruchtbarkeit: Bei schwerer männlicher Unfruchtbarkeit kann eine IVF sinnvoller sein.

- Mehrlingsgeburt Risiko: IUI erhöht das Risiko von Mehrlingsschwangerschaften, was zu komplexeren Schwangerschaften und Entbindungen führen kann.

Abschnitt 6

So erhöhen Sie die Erfolgsquote einer IUI-Behandlung

Die Erfolgsraten einer IUI können je nach Faktoren wie dem Alter der Frau, der Ursache der Unfruchtbarkeit und der Anzahl der versuchten Zyklen variieren. Im Durchschnitt kann die Erfolgsquote pro Zyklus zwischen 5 und 15 % liegen, wobei die Erfolgsquote bei Paaren mit spezifischen Fruchtbarkeitsproblemen höher ist. Denken Sie daran, dass diese Zahl abhängig von verschiedenen Faktoren höher oder niedriger sein kann, wie zum Beispiel:

- **Alter:** Jüngere Frauen haben im Allgemeinen höhere Erfolgsraten bei IUI als ältere Frauen, da die Eierstockreserve und die Qualität der Eizellen mit zunehmendem Alter abnehmen. Im Vergleich zu älteren Frauen sind möglicherweise weniger Zyklen erforderlich, um eine Schwangerschaft zu erreichen. Neben der Ursache der Unfruchtbarkeit ist das Alter der wichtigste Faktor für den Erfolg einer IUI. Die meisten Gesundheitsdienstleister empfehlen eine IUI vor dem 40. Lebensjahr, um Ihre Chancen auf eine Schwangerschaft zu erhöhen. Mit zunehmendem Alter hat eine Person weniger Eizellen und die

Qualität dieser Eizellen nimmt ab. Die Schwangerschaftsrate für IUI nach Alter beträgt:

- Alter 20 bis 30: 17,6 %
- Alter 31 bis 35: 13,3 %
- Alter 36 bis 38: 13,4 %
- Alter 39 bis 40: 10,6 %
- Über 40: 5,4 %

- **Fruchtbarkeits-Diagnose:** Die zugrunde liegende Ursache der Unfruchtbarkeit kann den Erfolg einer IUI beeinträchtigen. Ist die Ursache mit IUI behandelbar, steigen die Erfolgsaussichten.

- **Spermienqualität:** Die Qualität der beim IUI-Verfahren verwendeten Spermien, einschließlich der Anzahl und Beweglichkeit der Spermien, kann die Chancen einer erfolgreichen Befruchtung beeinflussen.

Faktoren, die die Dauer der Behandlung beeinflussen können

Mehrere Faktoren können die Dauer einer IUI-Behandlung beeinflussen, wie zum Beispiel:

- **Alter der Frau:** Jüngere Frauen sprechen in der Regel besser auf Fruchtbarkeitsmedikamente an.

- **Ursache der Unfruchtbarkeit:** Die zugrunde liegende Ursache der Unfruchtbarkeit kann den Erfolg und die Dauer einer IUI-Behandlung beeinflussen. Wenn die Ursache leicht behandelbar ist, kann die Behandlung kürzer sein.

- **Reaktion des Eisprungs:**Die Reaktion der Frau auf ovulation stimulierende Medikamente kann unterschiedlich sein. In einigen Fällen sind möglicherweise Anpassungen der Medikamentendosis oder eine zusätzliche Überwachung erforderlich, was die Behandlungsdauer verlängern kann.

- **Die Anzahl der versuchten IUI-Zyklen:** Für den Erfolg einer IUI sind möglicherweise mehrere Zyklen erforderlich. Sollten frühere Versuche erfolglos bleiben, kann der Arzt weitere Zyklen empfehlen.

So minimieren Sie die Risiken während des Eingriffs

Um die mit IUI verbundenen Risiken zu minimieren, müssen bestimmte Vorsichtsmaßnahmen beachtet werden:

- Fachkundige medizinische Beratung: Lassen Sie sich von einem qualifizierten Fruchtbarkeit

Spezialisten mit Erfahrung in IUI-Verfahren behandeln.

- Überwachung: Eine regelmäßige Überwachung während des gesamten IUI-Behandlungszyklus hilft, mögliche Komplikationen frühzeitig zu erkennen.

- Hormonelle Dosierung: Eine präzise Anpassung der Dosierung hormoneller Medikamente trägt dazu bei, das Risiko eines OHSS zu verringern.

- Samenanalyse: Eine gründliche Auswertung der Samenprobe gewährleistet die Verwendung der gesündesten und beweglichsten Spermien.

Was tun, wenn die IUI nicht erfolgreich ist?

Wenn ein IUI-Zyklus nicht zu einer Schwangerschaft führt, kommen mehrere Optionen in Betracht:

Neubewertung des Behandlungsplans: Der Fruchtbarkeitsspezialist kann den Behandlungsplan überprüfen und basierend auf der Reaktion des Einzelnen auf den vorherigen Zyklus Anpassungen vornehmen.

Berücksichtigung zusätzlicher Zyklen: Abhängig von der Fruchtbarkeit, Diagnose und anderen Faktoren kann der Arzt die Entscheidung besprechen, zusätzliche IUI-Zyklen zu versuchen oder alternative Behandlungen wie IVF in Betracht zu ziehen.

Unterstützung suchen: Die Bewältigung eines erfolglosen IUI-Zyklus kann eine emotionale Herausforderung sein. Die Unterstützung durch einen Berater oder eine Selbsthilfegruppe kann in dieser Zeit wertvolle Orientierung geben.

Die Risikofaktoren einer IUI nach der Behandlung

Obwohl IUI im Allgemeinen als sicher gilt, gibt es einige potenzielle Risiken und Komplikationen:

- **Risiko von Mehrlingsschwangerschaften:** IUI kann zu Mehrlingsschwangerschaften führen(z. B. Zwillinge oder Drillinge), die sowohl für die Mutter als auch für die Babys ein höheres Risiko bergen können.

- **Ovarielles Überstimulationssyndrom (OHSS):** In einigen Fällen können ovulation stimulierende Medikamente zu OHSS führen. Ein Zustand, bei dem die Eierstöcke anschwellen und schmerzen.

- **Infektion:**Während oder nach dem Eingriff besteht ein geringes Infektionsrisiko.

- **Erkennen:** Der Eingriff kann zu geringfügigen Vaginalblutungen führen.

Welche häufigen Nebenwirkungen treten bei IUI auf?

Während IUI im Allgemeinen ein gut verträgliches Verfahren ist, können bei einigen Frauen leichte Nebenwirkungen auftreten. Zu den häufigen Nebenwirkungen gehören:

- Leichte Krämpfe: Bei einigen Frauen kann es zu leichten Krämpfen kommenLeichte Krämpfe während oder nach dem IUI-Eingriff. Dieses Unbehagen ist typischerweise nur von kurzer Dauer.
- Schmierblutungen oder leichte Blutungen:Nach dem Eingriff können leichte Schmierblutungen oder Vaginalblutungen auftreten. Aber es sollte sich schnell lösen.
- Emotionale Veränderungen: Die hormonellen Veränderungen und die Vorfreude auf den Eingriff können zu emotionalen Schwankungen führen, z. B. zu Angstgefühlen, Aufregung oder sogar Enttäuschung.

Nach dem Eingriff muss man sich ausruhen und ausreichend Flüssigkeit zu sich nehmen, um die Beschwerden zu lindern. Wenn Schmerzen und Beschwerden auftreten, kann der Arzt außerdem rezeptfreie Schmerzmittel verschreiben. Bleiben die Symptome schließlich bestehen, muss der Arzt konsultiert werden.

Abschnitt 7

Erholung und Ausblick

Wie effektiv ist IUI bei der Schwangerschaft?

IUI kann sehr wirksam sein, insbesondere wenn Medikamente gegen Fruchtbarkeit eingesetzt werden. Die Schwangerschaftsrate bei IUI kann bei der Anwendung von Fruchtbarkeitsmedikamenten bis zu 20 % betragen. Die Wirksamkeit der IUI hängt hauptsächlich von der zugrunde liegenden Ursache der Unfruchtbarkeit und dem Alter des leiblichen Elternteils ab. Die IUI-Fruchtbarkeitsrate entspricht in etwa der einer normalen Empfängnis (etwa 20 %), was bedeutet, dass IUI dazu beiträgt, die Erfolgschancen der Menschen auf eine typische Erfolgsrate zu erhöhen.

Wie lange dauert es nach der IUI, bis man weiß, dass man schwanger ist?

Ungefähr zwei Wochen nach der IUI wissen Sie, ob Sie schwanger sind. Es dauert etwa so lange, bis humanes Choriongonadotropin (HCG) im Blut oder Urin nachgewiesen wird. Ihr Arzt wird Sie darüber informieren, ob Sie zu einem Bluttest kommen sollten, um eine Schwangerschaft festzustellen, oder ob Sie einen Urintest zu Hause durchführen können.

Wie viele IUI-Zyklen versuchen Sie vor der IVF?

Die meisten Gesundheitsdienstleister empfehlen drei IUI-Zyklen, bevor sie eine andere reproduktive Behandlung wie IVF durchführen. Wenn Sie über 40 Jahre alt sind, empfehlen einige Gesundheitsdienstleister nur einen IUI-Zyklus, bevor Sie mit der IVF fortfahren. Dies liegt daran, dass die Erfolgsraten der IVF in dieser Altersgruppe höher sind und eine rechtzeitige Behandlung wichtig ist.

In manchen Fällen kann es für Sie besser sein, direkt mit der IVF-Behandlung fortzufahren und auf die IUI zu verzichten. Dies ist der Fall, wenn Sie an einer Erkrankung wie Endometriose, einer Eileiter Schädigung usw. leiden, fortgeschrittenes mütterliches Alter.

Wenn Sie nach drei IUI-Zyklen nicht schwanger geworden sind, wird Ihr Arzt die nächsten Schritte mit Ihnen besprechen.

Sex nach IUI

Ja, Sie können vor und nach der IUI Sex haben. Sie erhöhen Ihre Chancen, schwanger zu werden, indem Sie am Tag der IUI oder am Tag danach Sex haben.

Wann Sie den Arzt rufen sollten

Wenn Sie Fruchtbarkeitsmedikamente gegen IUI einnehmen, sollten Sie sich in folgenden Fällen an Ihren Arzt wenden:

- Starke Becken- oder Bauchschmerzen.
- Übelkeit und Erbrechen.
- Kurzatmigkeit.
- Plötzliche Gewichtszunahme.
- Schwindel oder Benommenheit.

Wenn Sie Schwierigkeiten haben, schwanger zu werden, sprechen Sie mit Ihrem Arzt. Viele Menschen haben mit Unfruchtbarkeit zu kämpfen und es gibt Möglichkeiten, Ihnen zu helfen. IUI könnte eine dieser Optionen sein. Ihr Arzt wird mit Ihnen zusammenarbeiten, um die richtige Fruchtbarkeitsbehandlung zu ermitteln, die Ihnen zu einer erfolgreichen Schwangerschaft verhilft.

FAQ zu IUI (intrauterine Insemination)

Können sich Diabetiker einer IUI unterziehen?

Ja. Einzelpersonen mit Diabetes Sie können sich einer IUI unterziehen, eine sorgfältige Überwachung und Kontrolle des Blutzuckerspiegels ist jedoch unerlässlich, um einen erfolgreichen und gesunden Eingriff zu gewährleistenSchwangerschaft.

Kann eine IUI durchgeführt werden, wenn jemand Nierenprobleme hat?

Ja. Eine IUI kann bei Personen mit Nierenproblemen in Betracht gezogen werden, eine engmaschige ärztliche Überwachung ist jedoch von entscheidender Bedeutung, um mögliche Komplikationen zu bewältigen und eine sichere Behandlung zu gewährleistenSchwangerschaft.

Können schwache Knochen die IUI-Ergebnisse beeinflussen?

Auch wenn die Knochengesundheit selbst möglicherweise keinen direkten Einfluss auf die IUI-Ergebnisse hat, ist die Aufrechterhaltung einer guten allgemeinen Gesundheit, einschließlich der Knochengesundheit, für eine erfolgreiche Behandlung wichtigSchwangerschaft. Eine ausreichende Zufuhr von Kalzium und Vitamin D kann sowohl die Fruchtbarkeit als auch die Schwangerschaft unterstützen.

Wie wirkt sich die Lebergesundheit auf den IUI-Erfolg aus?

Die Lebergesundheit kann sich indirekt auf den IUI-Erfolg auswirken, indem sie sich auf das allgemeine Wohlbefinden auswirkt. Personen mit Lebererkrankungen sollten vor einer IUI ihren Arzt konsultieren, um eine optimale Gesundheit sicherzustellenSchwangerschaft.

Ist IUI für Personen mit Herzerkrankungen sicher?

IUI kann für Personen mit stabilen Herzerkrankungen sicher sein, es wird jedoch eine gründliche Untersuchung durch einen Kardiologen empfohlen, um die Risiken einzuschätzen und sicherzustellen, dass der Eingriff sicher durchgeführt werden kann, ohne das Herz zusätzlich zu belasten.

Ist IUI für Personen mit hohem Cholesterinspiegel sicher?

Ja. IUI ist im Allgemeinen sicher für Personen mit hohem Cholesterinspiegel. Es ist jedoch wichtig, den Cholesterinspiegel durch richtige Ernährung und Medikamente zu kontrollieren, um mögliche Auswirkungen auf die Fruchtbarkeit und die Fruchtbarkeit zu reduzierenSchwangerschaft.